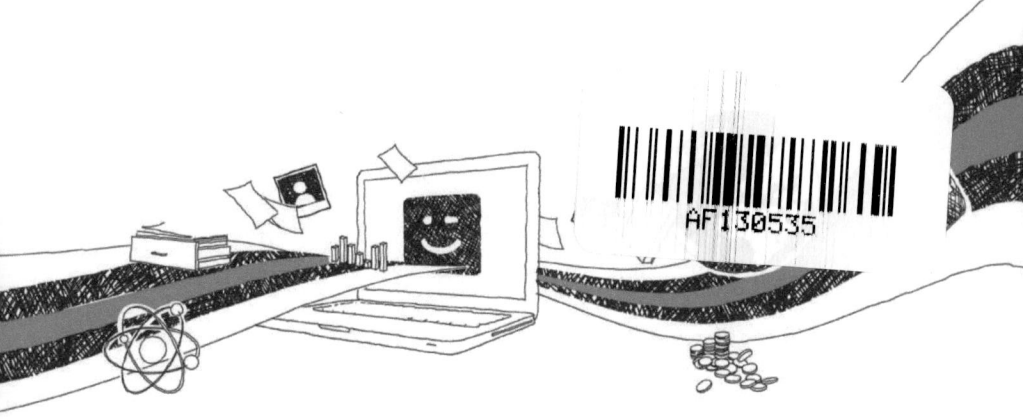
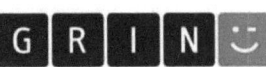

Transzendierende Geschlechtergrenzen im Spitzensport

Trans- und Intersexuelle Athlet:innen im Spannungsfeld von Biologie, Ethik und Zukunftperspektiven

GRIN

Bibliografische Information der Deutschen Nationalbibliothek:

Die Deutsche Nationalbibliothek verzeichnet diese Publikation in der Deutschen Nationalbibliografie; detaillierte bibliografische Daten sind im Internet über http://dnb.d-nb.de abrufbar.

ISBN: 9783389092644
Dieses Buch ist auch als E-Book erhältlich.

Druck und Bindung: Books on Demand GmbH, Norderstedt Germany
Gedruckt auf säurefreiem Papier aus verantwortungsvollen Quellen

Das vorliegende Werk wurde sorgfältig erarbeitet. Dennoch übernehmen Autoren und Verlag für die Richtigkeit von Angaben, Hinweisen, Links und Ratschlägen sowie eventuelle Druckfehler keine Haftung.

Das Buch bei GRIN: https://www.grin.com/document/1522816

Bachelorstudium Sport, Bewegung und Gesundheit: Sportwissenschaft, Soziologie

Transzendierende Geschlechtergrenzen im Spitzensport:

Trans- und Intersexuelle Athlet:innen im Spannungsfeld von Biologie, Ethik und Zukunftsperspektiven

Bachelorarbeit
vorgelegt am Departement für Sport, Bewegung und Gesundheit der Universität Basel

Basel, Juni 2024

Trans- und Intergeschlechtliche Athlet:innen im Sport: Eine Untersuchung zu Fairness und Inklusion

Hintergrund: Der Umgang mit Geschlechtsidentitäten im Sport erfährt zunehmend Relevanz in ethischen und gesellschaftlichen Diskursen. Traditionelle Sportstrukturen sind stark von binären Geschlechtsnormen geprägt, sodass sie heute vor der Herausforderung stehen, die Teilnahme und Fairness für nicht der Norm entsprechenden Athlet:innen zu gewährleisten. Besonders im Fokus stehen transgender und intersexuelle Personen, deren Erfahrungen und Rechte innerhalb des sportlichen Wettbewerbs kontrovers diskutiert werden. Diese Erkenntnis stellt bestehende Annahmen über Geschlecht und Sport in Frage und eröffnet Diskussionen über Inklusion, Fairness und die Entwicklung von Richtlinien, die die Vielfalt der Geschlechtsidentitäten respektieren und gleichzeitig die Integrität des Wettbewerbs wahren.

Methoden: Die vorliegende Arbeit erhebt den Anspruch, durch eine kritische Untersuchung der aktuellen Literatur, Fallstudien und relevanter theoretischer Rahmenbedingungen, ein tieferes Verständnis der vorliegenden Hindernisse zu erlangen, die einer besseren Inklusion und Fairness für alle Sporttreibenden entgegenstehen. Erkenntnisse zu anatomischen, physiologischen und hormonellen Gegebenheiten dienen als Grundlage für weitere Ansätze.

Ergebnisse: Grundsätzlich kann festgestellt werden, dass Testosteron eine entscheidende Rolle hinsichtlich der Förderung von Kraft, Geschwindigkeit und Regeneration spielt. Männer weisen im Vergleich zu Frauen eine größere Muskelmasse sowie einen geringeren Anteil an Körperfett auf. Folglich stellt ein hoher Testosteronspiegel einen Vorteil dar. Die Frage, inwiefern eine Senkung des Testosteronspiegels die männliche Physiologie nachhaltig verändern kann, ist jedoch stets ungeklärt.

Schlussfolgerung: Der Sport ist eines der wenigen Funktionssysteme, in denen weiterhin eine strikte binäre Geschlechtersegregation besteht. Die Kategorie „Geschlecht" sollte im Kontext des Sports weiter gefasst werden, als dies aktuell der Fall ist. Die Entwicklung möglicher zukünftiger Lösungsansätze ist mit einer Reihe von Herausforderungen verbunden, insbesondere im Hinblick auf die Regulierung eines Gleichgewichts zwischen Fairness, Inklusion und Sicherheit für alle Athletinnen und Athleten. In diesem Kontext ist ein weiterer Ausbau der Forschungsaktivitäten erforderlich.

Inhaltsverzeichnis

Abkürzungsverzeichnis

Tabellenverzeichnis

"The practice of Sports is a human right"

- International Olympic Committee

1. Einleitung

Es ist wohl anatomisches Schicksal, dass jeder Mensch von Geburt an einem binären Geschlecht zugeordnet wird. Die Kategorisierung in zwei Geschlechter führt jedoch häufig zu einer Simplifizierung biologischer Realitäten und hinterfragt die Vielfalt und Nuancen menschlicher Geschlechtsidentitäten. Der Umgang mit dem Spannungsfeld der Sexualität und Identität ist grundsätzlich mit Komplikationen und Debatten behaftet. Im Kontext des Sports muss eine Entscheidung getroffen werden, ob für Fairness gesorgt wird und dafür die Exklusion von trans- und intersexuellen Athlet:innen in Kauf genommen wird, oder ob man Inklusion priorisiert und den Wettbewerb so möglicherweise ungerecht gestaltet.

Die jüngsten Geschehnisse hinsichtlich der südafrikanischen Mittelstreckenläuferin Caster Semenya haben eine Wiederbelebung der Diskussion und Debatte über Fairness im Sport hervorgerufen. Semenya repräsentiert eine intergeschlechtliche Athletin, charakterisiert durch das Vorhandensein männlicher XY-Chromosomen und einen natürlicherweise erhöhten Testosteronspiegel. Die Intersexualität von Semenya ist anatomisch bedingt, wobei sie seit ihrer Geburt keine Eierstöcke und keine Gebärmutter aufweist, jedoch einen inneren Hoden besitzt. Semenya selbst identifiziert sich als Frau (Munro, 2010).

Die Popularität rundum die Thematik löste einen Dominoeffekt aus. Immer mehr Athlet:innen nutzten den Aufschwung der Debatte und outeten sich zu ihrer wahren Identität.

1.1. Ausgangslage und Relevanz der Thematik

Die Gesellschaft hat sich gewandelt. Seit einiger Zeit lässt sich ein positives Umdenken hinsichtlich des Themas Transsexualität bzw. der Nicht-Cisgeschlechtlichkeit verzeichnen und beobachten. Es schien lange Zeit so, als sei der moderne Mensch mit von der Norm abweichenden Lebensmodellen tendenziell überfordert und grundlegend unwissend.

Die fortgeschrittene westliche Weltanschauung ist sicherlich auch der multimedialen Aufgeklärtheit zu verdanken, die die Masse allmählich hin zu einem offeneren und toleranteren Miteinander erzieht. Der Prozess hat noch lange keinen Abschluss gefunden, befindet sich jedoch auf einem wichtigen und positiven Weg.

Die Anzahl transidenter Menschen nimmt stetig zu, weshalb das Thema zunehmend an Bedeutung und Interesse gewinnt. Besonders im Sport kämpfen jene betroffenen Personen stets um ihr Ansehen und ihren Platz in der Menge. Der Sport ist wohl eines der noch wenigen gesellschaftlichen Funktionssysteme, bei dem nach wie vor eine auffällige Geschlechtersegregation besteht, wobei eine Änderung hiervon nicht zu erwarten ist. Diese strikte Trennung wird üblicherweise mit körperlichen Fairnessüberlegungen begründet. Die körperliche Leistungsfähigkeit von Männern liegt in den einzelnen Disziplinen etwa 10 bis 20% über der der Frauen (Richter-Unruh, 2021), bedeutet, dass natürliche Differenzen der körperlichen Leistungsfähigkeit Frauen jegliche Gewinnchance rauben würden, wenn sie mit Männern kompetieren.

Trotz eines hohen Grades an Aufklärung, einer zunehmenden Toleranz sowie einer im Wandel befindlichen Gesellschaft besteht in Hinblick auf die Handhabung und Anpassung der Sexualität und Identität im Kontext des Sports weiterhin ein erheblicher Entwicklungsbedarf.

1.2. Zielsetzung, Aufbau und Fragestellung der Arbeit

Gegenstand dieser Arbeit sind die grundsätzlichen Herausforderungen für das disjunktive System der Zweigeschlechtlichkeit im Sport und wie das Internationale Olympische Komitee und andere Weltsportverbände mit Individuen umgehen, die das scheinbar naturgegeben binäre Geschlechtersystem prinzipiell „stören". Die Thematik ist komplex, umstritten und kompliziert, weswegen die Ergebnisse dieser Arbeit maßgeblich zur Erweiterung des Verständnisses über die Herausforderungen und Chancen im Umgang mit transsexuellen und intersexuellen Athlet:innen im Sport beitragen sollen.

Das einleitende Kapitel soll die Grundlage zum Verständnis der Thematik der Trans- und Intersexualität legen. Dafür sollen zunächst einige Begriffe erklärt und definiert werden, um die Thematik weitestgehend einzugrenzen und zu veranschaulichen. Im nachfolgenden Kapitel erfolgt eine detaillierte Analyse der Ursachen und Ursprünge des Phänomens der Transgeschlechtlichkeit unter Verwendung des psychotherapeutischen Sechs-Phasen-Modells nach Annette Güldenring. Daraufhin folgen zwei elementare Gegenstände der Arbeit: zum einen der biologisch-anatomische Standpunkt beider Geschlechter, der die physische Komponente der Debatte beleuchten soll, zum anderen wird die soziale Modifikation von Geschlecht:ern betrachtet, die korrespondierend dazu die Rolle der Gesellschaft im Hinblick auf die Konstruktion von Normen und Wertvorstellungen von Geschlecht:ern und die dadurch entstehenden Problematiken, genauer ausführt. Im folgenden Kapitel soll festgestellt werden, wie das Thema um Geschlecht:er und die Aspekte der Transsexualität, im Gegenspiel zu Ethik und Gerechtigkeit steht. Hier werden Regelungen und Richtlinien genauer betrachtet und daraufhin mit der Gerechtigkeitsfrage im Sport abgeglichen. Am Beispiel der Leichtathletik sollen die ganzen theoretisch erfahrenen Rahmenbedingungen in der Praxis näher beleuchtet werden und für ein klareres Verständnis für die Schwierigkeit des untersuchten Gegenstandes stehen.

Im letzten Kapitel wird das gesammelte Wissen reflektierend auf die Zukunft projiziert, um so mögliche Trends und Entwicklungen vorherzusehen. Außerdem sollen mögliche Lösungsansätze im Umgang mit transsexuellen Menschen im Sport diskutiert werden.

All diese Inhalte und theoretischen Rahmenbedingungen lassen sich prägnant in einer Forschungsfrage formulieren, die den roten Faden der Arbeit darstellen soll:

"Inwiefern prägen biologische und soziale Faktoren die Partizipation von Transgender Athlet:innen im Spitzensport unter Berücksichtigung ethischer Aspekte, und wie können diese Erkenntnisse zur Entwicklung innovativer Lösungsansätze genutzt werden?"

Die vorliegende Arbeit hat zum Ziel, aufzuzeigen, inwiefern der Sport genutzt werden kann, um historisch gewachsene Geschlechter- und Rollenbilder zu erweitern. Zudem wird erörtert, welche Kompetenzen für eine geschlechtersensible Sportpraxis erforderlich sind.

2. Literaturüberblick / Literarturrecherche

In den vergangenen Jahren hat sich die Thematik der Teilnahme von trans- und intersexuellen Athletinnen und Athleten im leistungsbetriebenen Wettbewerb kontinuierlich und in dynamischer Weise weiterentwickelt. Die Relevanz und Aufmerksamkeit dafür wurde insbesondere durch die Medien und die Öffentlichkeit gesteigert. Dies führte dazu, dass sich Forscher, Fachleute sowie die breite Masse verstärkt mit ihr auseinandersetzten. Aufgrund dieser Tatsache ist die Aktualität der Rechercheergebnisse von sehr hoher Bedeutung, was die Informationssammlung jedoch stark begrenzt und einschränkt. Ebenfalls nimmt die Kontroversität der Thematik starken Einfluss auf die Literaturanalyse. Diese sollte den Anspruch erfüllen, eine ausgewogene, evidenzbasierte und kritische Perspektive zu bieten, um verschiedenen Standpunkten und Interessen gerecht zu werden.

Insgesamt ist eine multidisziplinäre Herangehensweise erforderlich, um ein umfassendes Verständnis der Herausforderungen und Chancen im Zusammenhang mit der Teilnahme von trans- und intersexuellen Athlet:innen im Leistungssport zu entwickeln. Durch eine solide Basis an Forschung und Literatur kann dazu beigetragen werden, faire und inklusive Sportumgebungen zu schaffen und die Vielfalt der Athlet:innen zu respektieren und unterstützen.

2.1. Aktueller Forschungsstand der Thematik

Eine wichtige Erkenntnis aus der Literatur ist, dass die Teilnahme von trans- und intersexuellen Athlet:innen im Leistungssport komplexe Fragen aufwirft, die eine sorgfältige und umfassende Betrachtung erfordern. Unterschiedliche Disziplinen wie Medizin, Biologie, Ethik, Soziologie und Rechtswissenschaften tragen zum Verständnis bei, wie die Teilnahme von trans- und intersexuellen Athlet:innen den sportlichen Wettbewerb, die Fairness, die Gleichberechtigung und die Gesundheit dieser beeinflusst.

Grundsätzlich gibt es ein wachsendes Verständnis dafür, dass Geschlecht nicht lediglich binär ist, sondern ein komplexes Zusammenspiel von biologischen, genetischen, hormonellen und sozialen Faktoren darstellt. Forschungsbemühungen konzentrieren sich darauf, die potenziellen Risiken und Vorteile der Teilnahme von trans- und intersexuellen Athlet:innen im Leistungssport zu verstehen. Dies umfasst Aspekte wie das Risiko von Verletzungen, die psychosoziale Gesundheit der Athlet:innen sowie die Auswirkungen auf ihre Erfahrungen im Sport und ihr Selbstwertgefühl. Besonders umstritten sind die Untersuchungen bezüglich der Hormontherapien und der damit beeinflussten Leistungsfähigkeit. Es gibt starke Uneinigkeiten darüber, inwieweit diese Veränderungen die Fairness im Wettbewerb beeinträchtigen und welche Richtlinien angemessen sind, die Teilnahme möglichst gerecht zu gestalten. Damit verbunden untersucht die Forschung auch den Gegenstand der rechtlichen Rahmenbedingungen, die die Teilnahme von trans- und intersexuellen Athlet:innen im Leistungssport regeln. Neben den biologischen und medizinischen Aspekten untersucht die Forschung auch die sozialen und kulturellen Kontexte, in denen trans- und intersexuelle Athlet:innen leben und Sport treiben. Dies umfasst Fragen der Diskriminierung, Stigmatisierung und Unterstützung innerhalb der Sportgemeinschaft sowie die Auswirkungen von Stereotypen und Vorurteilen auf ihre sportliche Teilhabe.

Die empirische Forschung stellt weiterhin einen wesentlichen Faktor bei der Entwicklung fundierter Richtlinien und Praktiken dar, welche die Diversität von Athletinnen und Athleten respektieren und faire Wettbewerbsbedingungen gewährleisten. Es ist daher von entscheidender Bedeutung, diesen Forschungsbereich weiter auszubauen.

3. Geschlecht und Aspekte der Transsexualität/Intersexualität

Unsere Gesellschaft ist von der heteronormativen cisgeschlechtlichen Norm geprägt. Die meisten Menschen identifizieren sich mit dem Geschlecht, das ihnen bei der Geburt zugewiesen wurde. Doch nicht alle Menschen erleben ihre Identität in Übereinstimmung mit ihren körperlichen Geschlechtsmerkmalen. Dieses Phänomen wird als Geschlechtsdysphorie bezeichnet und beschreibt das subjektive Leiden, dass durch die Inkongruenz zwischen dem biologisch vorgegebenen Geschlecht und der psychisch erlebten Geschlechtsidentität ausgelöst wird. In den meisten Fällen wird dieses Vorkommen schon im Kindesalter beobachtet (Richter-Unruh, 2021). Während bei der Intergeschlechtlichkeit eine Inkongruenz bei Geschlechtschromosomen, Genitalen oder den Keimdrüsen besteht, wird die Geschlechtsdysphorie durch den/die Psychiater:in diagnostiziert.

Die Weltgesundheitsorganisation (WHO) beschreibt dieses Vorkommen als *gender incongruence* - „[der] Wunsch, als Angehöriger eines anderen Geschlechts zu leben und anerkannt zu werden." Dieser Zustand ist als wertfrei zu betrachten und nicht als psychische Störung einzustufen.

In dieser Arbeit werden fortlaufend und gängig Geschlechtsidentitätsbegriffe verwendet. Im folgenden Abschnitt werden diese daher näher betrachtet und definiert, um der Thematik vertrauter zu sein und eine vollumfassende theoretische Grundlage bereitzustellen.

3.1. Begriffsbestimmungen

Das Konzept von Begriffen der Geschlechtsidentität ist eine komplexe und sensible Thematik. Es umfasst jene Aspekte der Identität, die mit dem Geschlecht verknüpft erlebt werden. Es handelt sich hierbei um ein individuelles und subjektives Erleben, weshalb der Versuch, es in festgelegte Definitionen zu fassen, problematisch erscheinen mag. Dennoch erforderten die wissenschaftliche Klarheit und die Überlegung möglicher zukünftiger Ansätze eine Auseinandersetzung mit dieser Thematik.

„Leben im falschen Körper" ist eine häufig verwendete Metapher, die mit Transsexualität in Verbindung gebracht wird. Dabei geht es nicht um den Körper als Ganzes, der als falsch erlebt wird, sondern um dessen geschlechtsspezifische Merkmale, die nicht mit dem empfundenen Geschlecht übereinstimmen. Die Entwicklung der Transsexualität erfolgt in der Regel zu unterschiedlichen Zeitpunkten und wird von verschiedenen Wahrnehmungen begleitet. Das Bedürfnis nach körperverändernden Maßnahmen variiert stark. Gemeinsam ist allen Betroffenen jedoch die Diskrepanz zwischen ihrem Identitätserleben und dem Unbehagen mit ihrem eigenen Körper (Nieder et al., 2014).

Das diagnostische Vorgehen bei Transsexualität durchläuft mehrere Stufen. Zunächst erfolgt eine psychopathologische Befunderhebung. Erst danach werden endokrinologische und gegebenenfalls physiologische Maßnahmen ergriffen, um körperliche Geschlechtsmerkmale anzupassen. Um ein umfassendes Verständnis der vielfältigen Facetten und Erscheinungsformen der Geschlechtsdysphorie zu erlangen, werden in der detaillierten Anamnese die Aspekte der Geschlechtsidentität, des Begehrens und der Geschlechtsrollen in der psychosexuellen Entwicklung einer Person, sowie deren Erfahrungen und Bewältigungsstrategien im Umgang mit den körperlichen Veränderungen während der Pubertät untersucht (Hembree et al., 2017). In solchen Fällen sind die Diagnostizierenden dazu aufgefordert, ihre eigenen Auffassungen von männlicher und weiblicher Identität kritisch zu hinterfragen und zu reflektieren. Die psychopathologische Anamnese einer Transsexualität erfordert das Vorliegen einiger Kriterien. Es muss eine deutliche Inkongruenz zwischen dem Geschlechtsrollenverhalten und dem biologischen Geschlecht von mindestens sechsmonatiger Dauer bestehen. Diese äußert sich gewöhnlich durch den starken Wunsch, den primären und sekundären Geschlechtsmerkmalen des anderen Geschlechts zu entsprechen oder als das andere Geschlecht behandelt und angesehen zu werden. Ein weiteres Kriterium ist der Zustand, der mit klinisch relevantem Leiden oder einer sozialen oder beruflichen Beeinträchtigung einhergeht (Nieder et al., 2014). Der therapeutische Auftrag von spezialisierten Psychotherapeuten und Psychotherapeutinnen besteht darin, die Diagnose der Transidentität bzw. der Geschlechtsdysphorie zu erkennen, die damit verbundenen Probleme im Zusammenhang mit der Geschlechtsinkongruenz zu erfassen und gegebenenfalls somatomedizinische Maßnahmen zu indizieren. Zudem begleiten sie betroffene Personen auf ihrem Weg der Geschlechtsrollen- und körperlichen Anpassungen. Für die Behandlung der Geschlechtsdysphorie ist die Kombination aus endokrinologischen und chirurgischen Anpassungen indiziert, die aus dem psychodiagnostischen Setting hervorgeht (Nieder et al., 2014). Im folgenden Kapitel wird näher auf diese Aspekte eingegangen.

Der Begriff Intersexualität bezeichnet eine Abweichung des genotypischen vom phänotypischen Geschlecht. Dabei handelt es sich um ein Vorkommen unterschiedlichster Phänomene, bei denen die geschlechtsdeterminierenden Merkmale des Körpers (Gene, Keimdrüsen, Hormone, Chromosomen, äußere Geschlechtsorgane etc.) nicht einheitlich dem gleichen Geschlecht entsprechen. Das Erkennen der Intersexualität kann zu verschiedenen Zeitpunkten erfolgen: entweder durch eine Pränataldiagnostik, zum Zeitpunkt der Geburt oder auch erst zum Zeitpunkt der Pubertät der Fall sein. Letzteres ist insbesondere dann relevant, wenn die erwartete Entwicklung untypisch verläuft oder sogar ausbleibt (Richter-Appelt et al., 2013). Die Untersuchung von Intersexualität erfordert ein tiefes Verständnis der biologischen, genetischen und hormonellen Faktoren, die die Entwicklung von Geschlechtsmerkmalen beeinflussen, sowie eine Sensibilität gegenüber den ethischen und sozialen Implikationen für die betroffenen Personen.

Im Fall von Caster Semenya wurde bekannt, dass sie aufgrund einer Variation ihrer Chromosomen und einer damit einhergehenden erhöhten Produktion von Testosteron als intersexuell klassifiziert wurde. Diese Tatsache hat eine Vielzahl von Diskussionen ausgelöst und die Debatte über die Teilnahme von Intersexuellen im Leistungssport und die Rolle von Testosteron in Bezug auf Fairness und Chancengleichheit stark verschärft. Erstmals einer breiteren Öffentlichkeit bekannt wurde Semenya, als sie 2009 bei den Leichtathletik-Weltmeisterschaften in Berlin die Goldmedaille im 800-Meter-Lauf gewann. Daraufhin wurde bekannt, dass sie einer „geschlechtstestähnlichen" Untersuchung unterzogen wurde, was zu weitreichenden Spekulationen über ihre Geschlechtsidentität führte (Munro, 2010). World Athletics führte im Jahr 2022 neue Regeln ein, welche Athletinnen mit Hyperandrogenismus untersagten, an Wettkämpfen teilzunehmen, es sei denn, sie senkten ihren Testosteronspiegel durch medizinische Behandlung. Diese Regeln wurden später vom Court of Arbitration for Sport (CAS), dem Internationalen Sportgerichtshof ausgesetzt (World Athletics, 2022). Das am häufigsten vorgebrachte Argument gegen Semenya und andere Athletinnen mit ähnlichen Merkmalen ist, dass sie aufgrund biologischer Merkmale einen unfairen Wettbewerbsvorteil gegenüber anderen Athletinnen haben könnten. Testosteron wird oft mit einer erhöhten Muskelmasse, Kraft und Ausdauer in Verbindung gebracht, was zu verbesserten sportlichen Leistungen führen kann (Hottenrott, 2015) . Demgegenüber wird seitens der Befürworter Semenyas argumentiert, dass ihre biologischen Merkmale Teil ihrer natürlichen Anlagen sind und sie folglich das Recht haben sollte, ohne Diskriminierung ihren Sport auszuüben (Munro, 2010). Darüber hinaus wurde kritisiert, dass die Festlegung von Grenzwerten für Testosteron willkürlich sein könnte und nicht alle relevanten Faktoren berücksichtigt, die die Leistung im Sport beeinflussen.

Der Fall von Caster Semenya demonstriert, dass die Phänomene der Transsexualität und Intersexualität komplexe Vorkommnisse sind, die die Grenzen der traditionellen binären Geschlechterkategorien, insbesondere im Kontext des Sports, herausfordern. In diesem Kontext sei ebenso noch der Begriff der Cisgeschlechtlichkeit erwähnt. „Cisgender" ist ein Begriff aus der Gender-Theorie, der sich auf Personen bezieht, deren Geschlechtsidentität mit dem biologisch, bei der Geburt zugewiesenen Geschlecht, übereinstimmt. Der Begriff „cisgender" wird oft verwendet, um die Nicht-Transidentitäre-Mehrheit zu kategorisieren und dient dazu, die Vielfalt der Geschlechteridentitäten anzuerkennen (Schilt & Westbrook, 2009). Des Weiteren wird durch die Verwendung des Begriffs die Annahme in Frage gestellt, dass Geschlechtsidentität und biologisches Geschlecht zwangsläufig übereinstimmen müssen.

3.2. 6-Phasenmodell nach Güldenring

Die Ursachen des Phänomens der Transgeschlechtlichkeit sind bis heute Gegenstand zahlreicher Annahmen und Erklärungsversuche. Neurobiologische Untersuchungen klassifizieren Transsexualität als affektive Störung des hormonellen Wirkens und dessen Auswirkungen auf das Gehirn (Nieder et al., 2014). Annette Güldenring, Fachärztin für Psychiatrie und Psychotherapie, entwickelte ein Sechs-Phasen-Modell, um zentrale Themen und Entwicklungsphasen einer transidenten Person auf ihrem psychosexuellen Weg besser nachvollziehbar zu machen und dadurch auch eine adäquatere psychotherapeutische Versorgung zu begünstigen.

3.2.1. Erste Phase: Inneres Erleben der Transsexualität

Die transgeschlechtliche Identität kann zu jeder Zeit, ob bereits in der frühen Kindheit, während der Pubertät oder erst im späteren Erwachsenenalter, wahrgenommen werden (Güldenring, 2009). Güldenring bezeichnet diese Phase als die „Geburtsstunde" der Transidentität. Die Ursachen dafür, dass das eigene innere Erkennen zu unterschiedlichen Lebensabschnitten vorkommt, sind bis heute nicht erwiesen. Kinder, die ihre Transidentität früh spüren, haben anfänglich keine psychischen Konflikte und können ihr Gefühl spielerisch und positiv erleben. In der Pubertät hingegen erleben viele eine innere Ablehnung und massive psychische Probleme, da sie ihre transgender Gefühle nicht spielerisch, sondern konfliktreich wahrnehmen. Diese Jugendlichen fühlen sich oft als Außenseiter und müssen lernen, ihre Identität zu akzeptieren und den Konflikt mit der Umwelt anzugehen. Die Förderung von Akzeptanz und die Vermittlung von Wissen über Diversität können seitens der Eltern sowie durch Bildungsarbeit unterstützend wirken (Güldenring, 2009).

3.2.2. Zweite Phase: Innere Debatte mit der Offenbarung nach außen

Güldenring führt aus, dass der Übergang in die zweite Phase der Transidentität von verschiedenen Faktoren abhängig ist und zeitlich flexibel erfolgen kann. Transidentitäten können über einen langen Zeitraum verleugnet werden und manifestieren sich häufig in Krisensituationen. Dies kann zu gravierenden psychischen Problemen wie Suizidversuchen, Essstörungen, selbstverletzendem Verhalten und Depressionen führen. Die zentrale Problematik dieser Phase ist die Angst, sich nicht authentisch präsentieren zu können. Transpersonen neigen dazu, sich in hohem Maße an die als „Normalität" definierten Standards anzupassen, was zu einem beträchtlichen inneren Druck führt. Mögliche Bewältigungsstrategien sind die fortgesetzte Verleugnung der Identität, was zu irreversiblen psychischen Schäden führen kann oder der Druck, die eigene Identität auszuleben. Bis zu diesem Punkt bleibt die Auseinandersetzung in der Regel auf die eigene Person beschränkt. Die Prozesse des inneren Coming-outs umfassen die erste und zweite Phase der Transidentität (Güldenring, 2009).

3.2.3. Dritte Phase: Die persönliche Offenlegung der transsexuellen Identität

In der dritten Phase des Coming-outs erfolgt die Entscheidung der transgender Person, das innere Drängen anzunehmen und sich der Welt zu öffnen. Der Zeitpunkt des Coming-outs kann dabei sowohl schnell als auch erst nach Jahren erfolgen. Die betreffende Person sieht sich häufig der Notwendigkeit ausgesetzt, sich zu rechtfertigen und stößt in ihrem Umfeld auf Angst und Verwirrung, was zu außerpsychischem Stress führt. Diese Phase ist häufig mit einschneidenden Veränderungen in Familie, Freundeskreis, Beruf und sozialem Status verbunden, wobei auch öffentliche Beschimpfungen nicht auszuschließen sind. Der Umgang mit diesen Stressoren ist von der individuellen psychischen Stärke abhängig. Nur diejenigen mit einer stabilen Ich-Struktur und Konfliktlösungsfähigkeiten bleiben in dieser Phase stabil. In dieser Phase ist es von besonderer Bedeutung, dass Themen bezüglich Transsexualität in der Gesellschaft, in Beratungsstellen sowie durch Fachpersonal aufgeklärt werden, um Betroffene zu unterstützen und Konflikte im Umfeld zu vermeiden. Das äußere Coming-out stellt einen lebenslangen Prozess dar, in dessen Verlauf transgender Personen fortwährend die Entscheidung treffen müssen, wann und wo sie sich offenbaren möchten (Güldenring, 2009).

3.2.4. Vierte Phase: Rechtlicher, medizinischer und psychologischer Prozess

Laut Güldenring durchlaufen transgeschlechtliche Menschen einen juristischen, medizinischen und psychologischen Prozess, in dem sie sich fortwährend erklären müssen, um die für sie erforderlichen Maßnahmen zu erhalten. Die genannten Verfahren vermitteln häufig das Gefühl, ein Verbrechen begangen zu haben, und beinhalten eine Vielzahl an Testungen, Untersuchungen und Begutachtungen. In der Zwischenzeit ist bei transgender Personen eine ausgeprägte Angst zu beobachten, dass ihre Geschlechtsdysphorie nicht anerkannt wird. Eine Vielzahl medizinischer und juristischer Fachkräfte begegnet ihnen mit Misstrauen und Angst. Diese Umstände resultieren in Planlosigkeit, Überforderung und weiteren negativen Emotionen. Des Weiteren ist die Relevanz einer begleitenden Unterstützung durch das soziale Umfeld hervorzuheben, um potenzielle Spannungen zu vermeiden und das Tempo der Veränderungen aufeinander abzustimmen. Dies ist insbesondere deshalb von Bedeutung, da Familienmitglieder oft nicht in der Lage sind, das Tempo des transgender Menschen mitzuhalten (Güldenring, 2009).

In der fünften Phase erfahren transgender Menschen erstmals eine Erleichterung, die auf den vorherigen Anstrengungen basiert. Zusätzlich wird die Akzeptanz der eigenen Gefühle als wesentlicher psychischer Prozess erachtet. Die Hormontherapie führt häufig zu beruhigenden Momenten und körperlichen Veränderungen, die von den Betroffenen als angenehm und hilfreich beschrieben werden. Diese Veränderungen, einschließlich schwerer operativer Eingriffe, stellen jedoch eine signifikante Belastung dar und bergen Risiken, die einer sorgfältigen Abwägung bedürfen (Güldenring, 2009). Für Kinder und Jugendliche besteht die Möglichkeit, sogenannte Pubertätsblocker zu erhalten, welche reversible Veränderungen verhindern und den Leidensdruck minimieren. Geschlechtsangleichende Hormone, die irreversible Veränderungen bewirken, können den Körper an das empfundene Geschlecht anpassen. Es existiert eine Vielzahl potenzieller Operationen, von denen einige jedoch nicht von den Krankenkassen übernommen werden, wie beispielsweise Mastektomien, Genitaloperationen und Korrekturen des Adamsapfels und der Stimmlage (Güldenring, 2009).

In dieser Phase kommt die Psyche der transgender Menschen langsam zur Ruhe. Sie verarbeiten ihre bisherigen Erlebnisse und gleichen die Vorstellungen ihres Körpers mit dem neuen Körper ab. Sie hinterfragen ihren Lebensweg und das Gefühl, immer eine Außenseiterrolle zu haben. Dennoch erleben viele transgender Menschen nach einer erfolgreichen Transition zum ersten Mal Glück. Das große Thema ihrer Transidentität nimmt weniger Raum ein und es entsteht Platz für andere wichtige Lebensbereiche. Nun haben sie die Voraussetzungen, sich dem Leben in seiner Vielfalt zu stellen, Erfahrungen zu sammeln und daran zu reifen. Dazu gehört auch die Entdeckung der eigenen Sexualität, die viele transgender Menschen erst nach der Annahme ihres Körpers beginnen (Güldenring, 2009).

3.3. Biologisch-anatomischer Standpunkt

Die Differenzierung zwischen Männern und Frauen ist nicht allein auf die primären und sekundären Geschlechtsmerkmale beschränkt, sondern umfasst auch konstitutionelle, anatomische und physiologische Unterschiede (Weineck, 1986). Geschlechtsspezifische Unterschiede sind naturgegeben und sollten daher nicht als Minderwertigkeit oder Überlegenheit des stärkeren Geschlechts angesehen werden. Die anthropometrischen Unterschiede zwischen dem männlichen und weiblichen Geschlecht manifestieren sich bereits bei der Geburt. Jungen sind durchschnittlich 1,4 % größer und wiegen bis zu 3,8 % mehr. Obgleich Mädchen bei der Geburt ein geringeres Gewicht aufweisen, zeigt sich ihre Knochenentwicklung zwei Wochen früher als die der Jungen (Weineck, 1986). Die im Durchschnitt zwei Jahre früher endende Pubertät führt zu einer deutlichen Ausprägung des Geschlechtsdimorphismus. Frauen weisen in der Regel ein um 10 bis 20 Kilogramm geringeres Gewicht auf als Männer und sind üblicherweise 10 bis 15 Centimeter kleiner. Des Weiteren zeigen Frauen im Vergleich zu Männern kürzere Extremitäten, jedoch eine größere

Rumpflänge. Aus diesem Grund spricht man bei Frauen von einer Rumpfbetonung und bei Männern von einer Extremitätenbetonung. Diese Eigenschaft ist insbesondere bei leichtathletischen Sprungdisziplinen von entscheidender Relevanz. Besonders signifikante Unterschiede zwischen den Geschlechtern zeigen sich im Armwinkel und im Beckenbereich. Bei Frauen ist eine X-förmige Winkelstellung und Überstreckung zwischen Ober- und Unterarm zu beobachten. Diese anatomische Gegebenheit führt zu einer höheren Beweglichkeit, die insbesondere in Ausdruckssportarten wie Bodenturnen, Tanz oder Gymnastik von Vorteil ist (Weineck, 1986).

Auch der physiologische Geschlechtsdimorphismus offenbart eine signifikante Differenz zwischen den Geschlechtern. Bei den motorischen Hauptbelastungen Kraft und Ausdauer wird dies besonders deutlich. Frauen weisen im Vergleich zu Männern eine geringere Anzahl an Muskelfasern auf, was sich in einer niedrigeren Absolutkraft niederschlägt. Auch hinsichtlich der Ausdauer sind bedeutende Unterschiede festzustellen. Die maximale Sauerstoffaufnahme einer Frau erreicht nach Abschluss der Pubertät lediglich Werte zwischen 70 und 75 % der männlichen Werte. Der Unterschied in der aeroben Leistungsfähigkeit zwischen Männern und Frauen lässt sich auf den höheren Fettanteil der Frau zurückführen. Dies hat zur Folge, dass der Energiebedarf der Frau über den Fettstoffwechsel besser gedeckt werden kann (Weineck, 1986). Auch eine Betrachtung der hormonellen Unterschiede sollte nicht außer Acht gelassen werden. Folglich beeinflussen Unterschiede im Hormonhaushalt den Stoffwechsel. Der höhere Östrogenspiegel bei Frauen und der wiederum geringere Testosteronspiegel, wurde als Grundlage dafür genommen, dass Frauen bei sportlicher Beanspruchung einen höheren Fett- und geringeren Eiweißabbau aufweisen und zudem geringere Mengen an Kohlenhydraten verstoffwechseln als Männer. Die geringere Testosteronkonzentration kann als Hinweis auf eine reduzierte Muskelkraft bei Frauen gewertet werden (Hottenrott, 2015). Selbstverständlich ist auch der Menstruationszyklus der Frau als einschränkender Faktor für die Leistungsfähigkeit zu berücksichtigen. Im Kontext der Trainingssteuerung sowie Wettbewerbssituationen ist zu berücksichtigen, dass ein Leistungstief unmittelbar mit der Menstruation in Zusammenhang stehen kann (Weineck, 1986).

Die folgende Tabelle dient der Verdeutlichung anatomischer und physiologischer Differenzen zwischen dem männlichen und weiblichen Geschlecht anhand von Rekorden in diversen Disziplinen:

Tabelle 1: *Physische Leistungsunterschiede zwischen Frauen und Männern in verschiedenen Sportarten*

Sportdisziplin	Frauen Weltrekord	Männer Weltrekord	Leistungsunterschied
100-m-Lauf	10,49 s	9,58 s	10 %
400-m-Lauf	47,6 s	43,18 s	10 %
1500-m-Lauf	3:50,07 min	3:26,00 min	12 %
50-m-Freistilschwimmen	23,73 s	20,91 s	14 %
Hochsprung	2,09 m	2,45 m	15 %
Weitsprung	7,52 m	8,95 m	16 %
Speerwurf	72,28 m (600g Speer)	98,48 m (800g Speer)	25 %

Quelle: Richter-Unruh, 2021

Die physische Divergenz zwischen Männern und Frauen manifestiert sich bereits während der frühen Embryogenese, sobald die bipotenten Keimdrüsen zur Differenzierung in Hoden oder Eierstöcke angeregt werden (Hilton & Lundberg, 2021). Bis zu einem gewissen Stadium durchläuft die genetische Entwicklung von transsexuellen Menschen eine vergleichbare Entwicklung wie die von cisgeschlechtlichen Menschen. Der menschliche „Grundbauplan" für das Geschlecht manifestiert sich in der Zusammensetzung des genetischen Materials. In der Regel liegen 23 Chromosomenpaare vor, von denen ein Paar die geschlechtsspezifische XX- oder XY-Kombination aufweist. In Verbindung mit den Keimdrüsen erfolgt schließlich die Sekretion der geschlechtsspezifischen Hormone Testosteron oder Östrogen. Befürworter des Ausschlusses von Transgender Athlet:innen vom Leistungssport berufen sich üblicherweise auf Studien über physiologische Unterschiede zwischen männlichen und weiblichen Athlet:innen. Dabei ist die Thematik rund um Testosteron das wohl am häufigsten diskutierte physiologische Element, auf das sich Ausschlussargumente stützen. Testosteron ist ein Steroidhormon, das beim Menschen zum Aufbau von Skelettmuskelmasse dient und sich im Allgemeinen positiv auf die Muskulatur und die Ausdauer auswirkt. In sportlichen Wettkämpfen zeigt sich ein Leistungsunterschied zwischen den Geschlechtern von 10 bis 20%, wobei die biologisch männlichen Athleten klar im Vorteil sind (vgl. Tab. 1). Je mehr die Kraftverhältnisse ausschlaggebend sind, desto stärker ist die Diskrepanz der Resultate. Frauen haben aufgrund ihres höheren Fettstoffwechsels insbesondere bei Ultraausdauerdisziplinen einen Vorteil. Die Frage, ob Transgender-Athlet:innen aufgrund der Tatsache, dass sie üblicherweise die männliche Pubertät durchlaufen, einen unfairen Vorteil haben, bleibt stets umstritten und ungeklärt (Richter-Unruh, 2021). Folgender Sachverhalt wird im späteren Verlauf der Arbeit weiter ausgeführt.

Im Rahmen der von Joanna Harper im Jahr 2015 durchgeführten Studie wurden die Laufzeiten von acht transsexuellen Distanzläufer:innen vor sowie nach ihrer Transition verglichen. Dabei wurde eine Methode verwendet um verschiedene Gruppen von Athlet:innen nach Alter, Geschlecht und Sport zu vergleichen. Die durchgeführte Studie konnte trotz einer geringen Stichprobenmenge nachweisen, dass die Leistungen nach der Testosteron-Suppression mit denen der Frauen übereinstimmten. In Anbetracht der dargelegten Ergebnisse erweist sich die Annahme, dass eine transsexuelle Frau die zuvor erreichte Leistungsfähigkeit ohne männlichen Testosteronspiegel beibehalten kann, als wenig plausibel (Harper, 2015).

Der Normalwert des Testosteronspiegels bei gesunden Frauen liegt im Bereich 0,06–1,68 Nanomol pro Liter, bei Männern etwa zwischen 7,7–29,4 nmol/l (Richter-Unruh, 2021). Die Teilnahme von Transsexuellen Frauen an Wettbewerben im Leistungssport ist nur dann zulässig, wenn der Serumtestosteronspiegel dauerhaft auf Werte unter 5 nmol/l gesenkt wird. Dies kann durch eine Kombination aus Östrogengabe und einer androgensenkenden und blockierenden Therapie erfolgen. Bei Transfrauen, bei denen die Gonaden nicht chirurgisch entfernt wurden, erfolgt die Hormonbehandlung auf diese Weise.

Eine kürzlich vom International Olympic Committee (IOC) finanzierte und veröffentlichte Studie widerspricht nun der Annahme, dass weibliche Transgender-Athletinnen im Frauensport einen grundsätzlichen Wettbewerbsvorteil haben. Im Rahmen der Querschnittsstudie wurden Leistungsmetriken von 23 Transgender-Frauen, 21 Cis-Frauen, 19 Cis-Männern sowie mit denen von 12 Trans-Männern verglichen, die sich alle entweder im aktiven Leistungssport befinden oder mindestens drei Mal pro Woche trainieren. Trotz der überschaubaren Teilnehmer:innenzahl, zeichnete sich ein vielschichtiges Bild ab, das darauf hindeutet, dass einige Trans-Sportlerinnen in einigen Bereichen möglicherweise auch unterlegen sein könnten. Die Knochendichte, welche in engem Zusammenhang mit der Muskelkraft steht, sowie das Hämoglobinprofil weisen bei Trans- und Cis-Frauen zwar eine vergleichbare Ausprägung auf, die Studie zeigt jedoch auch auf, dass Transgender-Frauen zwar eine höhere Griffkraft aufweisen, als Cis-Frauen, sie dafür jedoch eine geringere Sprungkraft, Lungenfunktion und relative kardiovaskuläre Fitness haben (Hamilton et al., 2024).

Die Studie zeigt, dass die Leistungsfähigkeit von Transgender-Athlet:innen nicht allein von ihren endokrinen Profilen abhängt, sondern von einer Vielzahl von Faktoren wie Körperzusammensetzung, Lungenvolumen und anaerober Leistung beeinflusst wird. Die Ergebnisse legen nahe, dass sportartspezifische Studien und longitudinale Untersuchungen erforderlich sind, um fundierte Richtlinien für die Integration von Transgender-Sportler:innen in den Sport zu entwickeln (Hamilton et al., 2024)

Der Verlauf der Thematik, der sich über den Zeitraum beider Studien von 2015 bis 2024 erstreckt, offenbart eindrücklich, dass die Forschungsarbeit in diesem Bereich unvollständig ist. Die Umsetzung eines fairen Sports stellt für alle Beteiligten weiterhin eine anspruchsvolle und komplexe Aufgabe dar.

3.4. Soziale Konstruktion von Geschlecht:ern

Die Zuordnung eines Menschen zum männlichen oder weiblichen Geschlecht erfolgt nach der Geburt anhand phänotypischer Merkmale. Die äußeren Geschlechtsmerkmale sind jedoch mehr als nur ein biologisches Merkmal zur Klassifikation. Sie stellen eine Symbolik dar, welche die bloße Festlegung des biologischen Geschlechts vom Körper extrahiert, in ein gesellschaftlich normiertes Geschlecht umdeutet und in eine soziale Kategorie einordnet.

In der deutschen Sprache wird das angeborene biologische Geschlecht mit dem subjektiven psychosozialen Geschlecht gleichgesetzt, was dazu führt, dass der Begriff „Geschlecht" oft nicht richtig eingeordnet und verstanden wird. Im anglosächsischen Sprachgebrauch hingegen werden die beiden Begriffe „sex" für das angeborene biologische Geschlecht und „gender" als gesellschaftlich konstruiertes Geschlecht unterschieden.

Die Zuschreibung eines Menschen zu einem Geschlecht nach der Geburt führt zu einer Sozialisation, in deren Verlauf sich der Mensch in rollenidentitäre Verhaltensweisen einfindet, die dem gesellschaftlichen Abbild des jeweiligen Geschlechts nahegelegt werden. Der existenzielle, individuelle Körper und dessen Funktion treten zunächst hinter ein sozial konstruiertes binäres Norm- und Wertesystem zurück und erhalten eine abstrakte Neukonstruktion. Das System ist an traditionellen und kulturellen Richtlinien ausgerichtet, die durch politische, religiöse und mediale Einflüsse genormt werden. An neugeborene Individuen werden schließlich diese geschlechtsnormierten Erwartungen geknüpft und durch Familie, sowohl Freunde als auch durch öffentliche Diskurse, wie Schule und Vereine, dahingehend erzogen.

Männlich gelesene Individuen werden einem „leistungsfähigen", „starken" und „robusten" Charakter und Körper zugeordnet. Die psychischen Komponenten umfassen mentale Stärke, Mut und Ehrgeiz (Alftermann, 1996). Weiblich gelesene Personen hingegen erhalten die konträren Eigenschaften. Sie werden als „grazil" und „zart" beschrieben, mit denen „schonend" und „sanft" umgegangen werden soll. Charakterlich wird ihnen ein sanftes, schwaches und emotionales Wesen zugeschrieben (ebd.). Die durch das Umfeld verinnerlichten Werte und Normen begleiten das Kind durch seine gesamte Kindheit hindurch bis ins Erwachsenenalter. In diesem Zeitraum lassen sich bei transidentitären Menschen bereits erste Konflikte mit ihrem Geschlecht feststellen. Aus einer inneren Überzeugung heraus ordnen sie sich ein eigenes

Geschlecht zu, welchem sie sich zugehörig fühlen, erfahren jedoch über die Umwelt immer wieder eine andere Realität (ebd.). Die Verunsicherung, die im späteren Kindesalter erlebt wird, wird durch die sich anschließende Rollenidentität kompensiert. Diese ordnet die Psychosozialität des eigenen Geschlechts ein, entstammt jedoch nicht der eigenen Überzeugung, sondern erlernten Richtlinien und Erwartungen. Werden Geschlechtsidentität und Rollenidentität zusammen intentionalisiert, entwickelt sich die Geschlechtsrollenidentität (ebd.). Die Tatsache, dass bereits ersichtlich ist, wie nicht transsexuelle Menschen bzw. Kinder mit unfairen Konsequenzen einer gesellschaftlichen Kategorisierung zu kämpfen haben, verdeutlicht die Herausforderungen, mit denen sich transidentitäre Menschen konfrontiert sehen (Menvielle, 2012). Die Geschlechtsrollenidentität ist nicht unlösbar an ein biologisches Geschlecht gebunden. Kinder, die sich nicht als transsexuell identifizieren, entwickeln eine neutrale Geschlechtsidentität (Turban & Ehrensaft, 2018). Die Möglichkeit, Eigenschaften der Rollenstereotypen so zusammenzusetzen, wie es den individuellen Fähigkeiten und Empfindungen entspricht, erlaubt eine vollumfängliche Ausprägung der individuellen Identität. Auch für die sportliche Entwicklung wäre dies von großer Bedeutung, da keine geschlechtsspezifischen Grenzen überwunden werden müssten. Die Gesellschaft würde Unterstützung bieten, anstatt zu maßregeln und einzugrenzen. Ein transsexuelles Kind sollte die Möglichkeit erhalten, sich körperlich und psychisch im empfundenen Geschlecht auszuleben, bis es zu einem späteren Zeitpunkt weitere medizinische Schritte zur gesellschaftlichen Visualisierung seines bzw. ihres Geschlechts einleitet.

4. Ethik und Gerechtigkeit: Sport, Transsexualität und Gesellschaft

Bewegung und Sport nehmen in der westlichen Gesellschaft einen elementaren Stellenwert ein. Dies gilt für alle Bereiche des täglichen Lebens, sei es Politik, Wirtschaft oder Kultur. Sport stellt ein Bindeglied zwischen diesen Bereichen dar. Er ist ein Katalysator für Sozialisation, Integration, Bildungs- und Erziehungsprozesse und dient ebenso als Ventil für persönliche Entwicklungen und Erfahrungen. Diese Funktionalität des Sports ist jedoch nur gegeben, solange die tradierten Norm- und Wertvorstellungen verstanden und umgesetzt werden. Wird diese Grundlage gestört, kann sich die Funktion des Sports schnell ins Gegenteile wandeln. Dies lässt sich am Umgang mit Transsexualität und Intersexualität im Sport verdeutlichen. Im vorangehenden Abschnitt wurde ersichtlich, wie essenziell die Geschlechtlichkeit in unserer Gesellschaft bis heute ist und wie sehr sie die psychosomatische Entwicklung beeinflusst und beeinträchtigt.

In der aktuellen Diskussion um das binäre Geschlechtssystem im Sport wird die Frage außer Acht gelassen, wie Sport funktionieren soll und kann, wenn eine Person sich (noch) nicht in eine der beiden Geschlechtskategorien einsortieren kann und will. Beinahe jede Sportart, ob Einzel- oder Mannschaftssportart, sieht eine Geschlechtertrennung vor und dies erst recht auf Wettkampf- und Leistungsniveau.

Das IOC präsentiert sich in der Öffentlichkeit mit dem Leitgedanken „The practice of sport is a human right" und manifestiert damit sein Bestreben, den Sport für jedes Individuum zugänglich zu machen. Dies erfolgt unabhängig von Herkunft, Alter und Geschlecht (vgl. IOC). Allerdings wird deutlich, dass androgynes Sporttreiben um des Sportwillens nicht vorstellbar ist. Folglich stellt sich die Frage, ob für transsexuelle Personen, die sich dafür entscheiden, ihren Körper dem empfundenen Geschlecht anzupassen, um dadurch eine Steigerung ihrer Lebensqualität zu erreichen, damit ein Verlust an Lebensqualität einhergeht, da der „neue Körper" aufgrund fehlender sportlicher Nutzungsmöglichkeiten nicht vollständig genutzt werden kann. Seit dem frühen 21. Jahrhundert sehen sich Sportorganisationen auf der ganzen Welt zunehmend mit der Notwendigkeit konfrontiert, sich mit dieser Problematik auseinanderzusetzen. Die Stimmen von betroffenen Athlet:innen sowie deren Befürworter:innen werden zunehmend lauter. Im Folgenden werden die einflussreichsten und größten Organisationen aus dem Wettbewerbs- und Leistungsbereich betrachtet und deren Regeln und Richtlinien aufgeführt.

4.1. Regelwerk, Richtlinien und Teilnahmebedingungen

Im Verlauf der vergangenen zwei Jahrzehnte hat sich der Bereich des Sports, insbesondere hinsichtlich der Teilnahme von transgender Athlet:innen und der Behandlung von Geschlechtsidentität im sportlichen Kontext, deutlich verändert. Im Jahr 2003 markierte die Entscheidung des IOC einen Meilenstein, als es transgender Athlet:innen erlaubte, an Wettkämpfen teilzunehmen, sofern sie sich einer geschlechtsangleichenden Operation unterzogen hatten. Dieser Schritt zeigte eine zunehmende Anerkennung und Akzeptanz von Vielfalt im Sport. Im Jahr 2009 rückte der Fall von Caster Semenya in den Fokus der öffentlichen Aufmerksamkeit und führte zu einer ersten öffentlichen Untersuchung zum Thema Hyperandrogenismus. Diese Debatte setzte sich in den folgenden Jahren fort und kulminierte im Jahr 2015 in einem wegweisenden Urteil des CAS im Fall von Dutee Chand. Das CAS entschied, jegliche Regelungen bezüglich Hyperandrogenismus auszusetzen, was eine bedeutende Verschiebung in der Politik des Sports darstellte. Das Jahr 2015 markierte auch eine wichtige Entwicklung mit der Verabschiedung einer Konsens-Erklärung, die die Notwendigkeit einer geschlechtsangleichenden Operation abschaffte, jedoch weiterhin einen bestimmten Testosteronspiegel für transgender weibliche Athleten vorschrieb. Diese Entscheidung reflektierte einen wachsenden Konsens innerhalb der Sportgemeinschaft über die Anerkennung der Rechte und Bedürfnisse von transgender Athlet:innen. Das Jahr 2019 war von entscheidenden Ereignissen geprägt, die das Verständnis und die Behandlung von Geschlechtsidentität im Sport weiter vorantrieben. Die World Medical Association (WMA), die Weltärzteorganisation nahm eine klare Position gegen unethische medizinische Interventionen ein, während das IOC seinen Prozess überarbeitete, um erstmals eine Konsultation mit betroffenen Athlet:innen einzubeziehen. Gleichzeitig entfernte die WHO "Geschlechtsidentitätsstörung" aus ihrem globalen Krankheitsverzeichnis und das Human Rights Council (HRC) verurteilte den Einsatz medizinischer Interventionen bei Athlet:innen auf der Grundlage von Menschenrechtsstandards. Im Jahr 2020 präsentierte das Schweizer Tribunal seine Entscheidung zum CAS-Fall und Caster Semenya, während das HRC seinen Bericht über Diskriminierung im Sport und Geschlechtsidentität vorlegte. 2021 wurden die Olympischen Spiele in Tokio abgehalten, und zum ersten Mal traten offen transgender Athlet:innen an, was einen weiteren Meilenstein in der Geschichte des Sports darstellte. Schließlich finalisierte das IOC im Jahr 2022 seine Konsultationen und veröffentlichte einen Rahmenplan, der die Grundlage für eine inklusivere und gerechtere Zukunft des Sports legt (IOC, 2021).

Im Jahr 2015 veröffentlichte das Internationale Olympische Komitee das „Consensus Statement on Sex Reassignment and Hyperandrogenism". Das Dokument definiert wesentliche Richtlinien für die Teilnahme von Transathlet:innen an sportlichen Wettkämpfen.

In diesem Kontext wird hervorgehoben, dass das oberste sportliche Ziel nach wie vor die Gewährleistung eines fairen Wettbewerbs ist. Es wird empfohlen, dass Transpersonen, die von weiblich zu männlich wechseln, uneingeschränkt in der männlichen Kategorie antreten dürfen. Personen, die von männlich zu weiblich wechseln, können in der weiblichen Kategorie teilnehmen, sofern sie nachweisen, dass ihr Geschlecht weiblich ist und ihr Testosteronspiegel für mindestens 12 Monate unter dem Wert von 10 nmol/l liegt. Die Einhaltung dieser Vorgaben wird streng überwacht, und bei Nichterfüllung wird die Wettkampfberechtigung für 12 Monate ausgesetzt. Diese Richtlinien sind als ein Dokument konzipiert, das einer laufenden Anpassung an wissenschaftliche und medizinische Entwicklungen bedarf. Des Weiteren wurde empfohlen, Regeln zum Schutz von Frauen im Sport und zur Förderung fairer Wettbewerbsgrundsätze im Zusammenhang mit Hyperandrogenismus festzulegen. Zudem sollte bei Nichtberechtigung zur Teilnahme im weiblichen Wettbewerb die Teilnahme im männlichen Wettbewerb ermöglicht werden. Die Wahrung der Fairness und die Vermeidung von Diskriminierung stellen dabei die zentralen Aspekte dar (IOC, 2015).

Unter Berücksichtigung der Tatsache, dass die internationalen Verbände für die Regelgebung zuständig sind und basierend auf dem IOC-Leitfaden, empfiehlt Swiss Olympic die Zulassung von transgender Athlet:innen für sportbezogene Geschlechterkategorien folgendermaßen zu handhaben: Es kann angenommen werden, dass Transmänner keine sportlichen Vorteile gegenüber anderen Athleten aufweisen. Aus diesem Grund sollten sie an Männerwettkämpfen teilnehmen dürfen, sobald sie den Wunsch dazu äußern. Sollte ein wiederholter Wechsel zwischen den Geschlechterkategorien stattfinden, wird eine sinnvolle Sperrfrist für einen weiteren Wechsel von einem bis zwei Jahren veranlasst. Die Zulassungskriterien für Transfrauen dürfen keine Personen aufgrund ihrer Geschlechtsidentität oder physischen Erscheinung systematisch ausschließen. Personen, die den Zulassungskriterien entsprechen, sind gemäß ihrem selbst gewählten Geschlecht zur Teilnahme an sportlichen Wettkämpfen berechtigt (IOC, 2015).

World Athletics, der internationale Leichtathletikverband, orientiert sich in wesentlichen Punkten an den Richtlinien des IOC. Allerdings sind die Regeln von World Athletics nochmals deutlich komplexer und detaillierter formuliert und definieren sich ausführlicher.

Die Organisation grenzt ihre Richtlinien ebenfalls zwischen den Geschlechtern ab. Männliche Transgender-Athleten müssen lediglich eine schriftliche und unterzeichnete Erklärung in einer für den medizinischen Leiter zufriedenstellenden Form vorlegen, aus der hervorgeht, dass ihre Geschlechtsidentität männlich ist. Sobald eine entsprechende Erklärung vorliegt, stellt der medizinische Manager von World Athletics eine schriftliche Bescheinigung über die Berechtigung des Athleten aus, in männlichen Weltranglistenwettbewerben in der männlichen Kategorie zu starten (World Athletics, 2023).

Die Handhabung bei weiblichen Transgender-Athletinnen ist dabei deutlich komplexer. Um bei einem Weltranglistenwettkampf in der weiblichen Wertung starten zu können und um eine Weltrekordleistung in der weiblichen Wertung bei einem Wettkampf anerkannt zu haben, müssen Transgender Athletinnen neben einer unterzeichneten Erklärung, wie bei Transgender Athleten, noch einige weitere Bedingungen erfüllen. Unter anderem dürfen sie keinen Teil der männlichen Pubertät erlebt haben, weder über das Tanner-Stadium II (Entwicklung des Brustdrüsengewebes) (Oppelt et al., 2014) noch nach dem 12. Lebensjahr, je nachdem, was zuerst eintritt. Zusätzlich muss die Testosteronkonzentration seit der Pubertät einen kontinuierlichen Wert unter 2,5 nmol/L aufweisen. Dabei ist sicherzustellen, dass die Testosteronkonzentration im Serum einen Wert von unter 2,5 nmol/L aufweist, unabhängig davon, ob sich die Athlet:innen im Wettbewerb befinden oder nicht. Dies ist die Voraussetzung dafür, dass sie weiterhin in der weiblichen Wettbewerbskategorie antreten dürfen (vgl. World Athletics, 2023).

Im Fall von Caster Semenya wurde seitens Word Athletics die Forderung aufgestellt, dass sie ihren natürlich erhöhten Testosteronwert künstlich senkt, bevor sie an Frauenwettkämpfen teilnehmen darf. Semenya hat sich rechtlich gegen diese Forderung zur Wehr gesetzt, jedoch ohne Erfolg. Obgleich die Richtlinien von World Athletics vom Tribunal Arbitral du Sport (TAS) als diskriminierend für intergeschlechtliche Personen beurteilt wurden, ist der Schutz von cisgeschlechtlichen Frauen bezüglich sportlicher Fairness höher einzustufen. Die Maßnahme wird als „notwendiges, angemessenes und verhältnismäßiges Mittel" beschrieben, um die Integrität der Frauenleichtathletik zu wahren (Munro, 2010).

Die unmittelbar nach der Veröffentlichung des neuen Regelwerks der IOC geäußerte Kritik waren erheblich. In der Folge wurde seitens einiger Akteure die Behauptung aufgestellt, dass die festgelegten Regelungen hauptsächlich aus Menschenrechtsperspektive gestaltet wurden und zu wenig medizinische und wissenschaftliche Einflüsse berücksichtigt wurden (Pigozzi et al., 2022).
Die Annahme, dass Transgender-Athletinnen keinen Vorteil aus höheren Testosteronwerten ziehen, wurde besonders stark kritisiert. Testosteron stellt den Hauptfaktor für die sportliche Leistungsfähigkeit dar, wobei diesbezüglich auf das nachfolgende Kapitel verwiesen wird. Des Weiteren hat die Empfehlung, keine invasiven Untersuchungen durchzuführen, für starken Widerspruch seitens endokrinologischer und gynäkologischer Fachleute gesorgt. Die Vorgaben des IOC sind sehr strikt und können von den involvierten Organisationen und Verbänden nicht in jedem Fall mitgetragen werden (Pigozzi et al., 2022).

4.2. Testosteron als Schlüsselvariabel

Die Thematik um den Einfluss von Hormonen auf die sportliche Leistung wurde bereits in früheren Abschnitten in groben Zügen dargelegt. Generell ist klar, dass Testosteron für Kraft, Schnelligkeit und Erholung entscheidend ist. Männer haben im Vergleich zu Frauen eine größere Muskelmasse und einen geringeren Anteil an Körperfett. Zudem hat Testosteron einen starken Einfluss auf die Knochenstruktur und -festigkeit. Daraus ergibt sich eine um ca. 10 % größere Knochenoberfläche, die eine größere Muskelansatzfläche zur Folge hat. Die Kraft des Oberkörpers ist bei Männern um ca. 44 % größer als bei Frauen, was in vielen Sportarten erhebliche Vorteile bringt. Im Gegensatz dazu wirken sich die östrogenbedingten Veränderungen bei Frauen eher negativ auf die sportliche Leistungsfähigkeit aus. Die Entwicklung eines breiteren Beckens, das zu einer geringeren Muskelrekrutierung führt, kann einen grundlegenden Einfluss auf die Schnelligkeit haben (Knox et al., 2019).
Ein hoher Testosteronspiegel stellt folglich einen Vorteil dar. Inwieweit eine Senkung des Testosteronspiegels die männliche Physiologie nachhaltig verändern kann, bleibt jedoch unklar. Es konnte gezeigt werden, dass sich die Muskelsubstanz nicht maßgeblich verändert, wenn der Testosteronspiegel konstant unter 8,8 nmol/L liegt. Knochenbeschaffenheit, Herzgröße und Lungenvolumen werden durch eine modifizierende Hormontherapie nicht oder nur geringfügig verändert (Knox et al., 2019). Die beiden Wissenschaftler Reynolds und Hamidian Jahromi konnten in ihrer Studie feststellen, dass sich muskuläre Vorteile bei einer Testosteronsuppressionstherapie nur in geringem Maße verändern lassen. Dass höhere Testosteronspiegel für die Leistungsunterschiede zwischen trans- und cisgeschlechtlichen

Frauen verantwortlich sind (Reynolds & Hamidian Jahromi, 2021), ist nicht eindeutig belegt. Es lässt sich eine Leistungssteigerung bei Transfrauen beobachten, wobei auch bei geringeren Testosteronspiegeln gewisse Vorteile der männlichen Physiologie bestehen bleiben. Dieser leistungssteigernde Effekt wird auch von der Welt-Antidoping-Agentur (WADA) berücksichtigt, die Testosteron daher prinzipiell als Dopingmittel untersagt (Pigozzi et al., 2022). Einige Forscher:innen erachten eine Testosteron-Suppression als medizinisch nicht notwendig. Sie stützen sich dabei auf Forschungsdaten, die belegen, dass Testosteron nicht die alleinige Ursache für sportliche Leistungsunterschiede ist.

Anhand des Beispiels von Caster Semenya wird deutlich, dass der Testosteronspiegel allein keine klare Zuordnung zu einer weiblichen oder männlichen Geschlechterkategorie ermöglicht. Sowohl das männlich betrachtete Hormon Androgen als auch das als weiblich konnotierte Hormon Östrogen, sind in jedem Menschen vorhanden und erfüllen wichtige physiologische Funktionen, die über ihre Rolle in den reproduktiven Strukturen des Körpers hinausgehen (Gieß-Stüber et al., 2023). Innerhalb der Geschlechtergruppen variiert das Testosteronlevel erheblich und ist individuell sehr unterschiedlich. Ein direkter quantitativer Zusammenhang zwischen hohem Testosteronlevel und gesteigerter sportlicher Leistung ist wissenschaftlich nicht ausreichend belegt, da es an zuverlässigen Daten mangelt, um eindeutige Richtlinien zu formulieren. Daher ist die Forderung, Athletinnen aufgrund spezifischer Werte des Testosterons von Wettkämpfen auszuschließen, unter Berücksichtigung des vorliegenden Hintergrunds nicht begründbar.

4.3. Fairness und Gerechtigkeit im Sport

Der Sport befindet sich gegenwärtig in einem tiefgreifenden Wandel. Dieser umfasst zum einen die zunehmende Partizipation weiblicher Athletinnen, zum anderen die Anerkennung vielfältiger geschlechtlicher Identitäten sowie die Forderung nach Gleichstellung geschlechtlicher und sexueller Vielfalt (Heckemeyer, 2018). Geschlecht dient im Sport als zentrales Unterscheidungsmerkmal, welches in anderen Gesellschaftsbereichen kaum noch so ausgeprägt ist. Besonders in leistungsorientierten Sportarten erfolgt eine gezielte Erfassung von Unterschieden, um möglichst gerechte Richtlinien zu entwickeln (Gieß-Stüber et al., 2023). Häufig wird Sport jedoch mit männlichen Normen assoziiert, was sich in der größeren öffentlichen Aufmerksamkeit für Sportarten, die überwiegend von Männern ausgeübt werden, widerspiegelt.

Die OUTSPORT-Studie, eine der ersten Untersuchungen zu LGBTI*-Personen im Sport, zeigte, dass etwa 16 % der rund 5500 Teilnehmenden in den letzten zwölf Monaten Diskriminierungen aufgrund ihres Geschlechts oder ihrer Sexualität erfahren haben (Menzel et al., 2019). Besonders betroffen sind transgender Personen mit etwa 40 % im Vergleich zu 9 % bei Cis-Personen. Diese Diskriminierungserfahrungen haben erhebliche Auswirkungen auf die Sportpartizipation, wobei etwa 20 % der Befragten sich aus Angst vor Anfeindungen aufgrund ihrer Geschlechtsidentität vom Sport zurückziehen (Menzel et al., 2019).

Im Kontext der Debatte um Fairness und Gerechtigkeit im Sport stellt sich grundsätzlich die Frage, ob sportlicher Erfolg nicht primär ein Ergebnis der genetischen Lotterie ist. Genetische und biologische Unterschiede spielen eine bedeutende Rolle in der sportlichen Leistungsfähigkeit. Studien belegen, dass Variationen in bestimmten Genen, die Muskelstruktur, Sauerstoffaufnahme und Stoffwechselprozesse beeinflussen, wesentlichen Einfluss auf die sportliche Leistung haben können (Ahmetov & Fedotovskaya, 2015). So haben Personen mit einer höheren Anzahl an Typ-II-Muskelfasern Vorteile in Sportarten, die schnelle und kraftvolle Bewegungen erfordern, wie Sprinten und Gewichtheben, während Typ-I-Muskelfasern für Ausdauersportarten wie Marathonlauf von Vorteil sind (Bassett & Howley, 2000).

Trotz unvermeidbarer genetischer Unterschiede kann der Sport durch institutionelle Maßnahmen eine gewisse Chancengleichheit fördern. Zugang zu hochwertigen Trainingsmöglichkeiten, qualifizierten Trainern und medizinischer Betreuung sind wesentliche Faktoren, die die sportliche Leistung beeinflussen können.

Gerechtigkeit im Sport kann auch aus einer ethischen Perspektive betrachtet werden. John Rawls' Theorie der Gerechtigkeit postuliert, dass gesellschaftliche und institutionelle Strukturen so gestaltet sein sollten, dass sie die am wenigsten Begünstigten fördern (Rawls, 1971). Im Sportkontext könnte dies bedeuten, dass Anstrengungen unternommen werden, um sicherzustellen, dass alle Athlet:innen, unabhängig von ihren genetischen Voraussetzungen, die Möglichkeit haben, ihr volles Potenzial zu entfalten. Dies könnte durch gezielte Förderprogramme, Stipendien und Unterstützungssysteme erreicht werden.
Ein weiteres ethisches Argument betrifft die Förderung von Vielfalt und Inklusion im Sport. Sportorganisationen und -verbände sollten Maßnahmen ergreifen, um sicherzustellen, dass alle Menschen, unabhängig von Geschlecht, Ethnie oder Behinderung, gleiche Chancen im Sport haben. Dies umfasst sowohl die Förderung von Frauen im Sport als auch die Integration von Athlet:innen mit Behinderungen in den regulären Wettkampfbetrieb.

Obwohl genetische und biologische Unterschiede die sportliche Leistungsfähigkeit maßgeblich beeinflussen, kann Sport durch gezielte Maßnahmen und ethische Überlegungen dennoch als gerecht angesehen werden. Die Förderung von Chancengleichheit, die Anpassung von Trainingsprogrammen und die Unterstützung durch Institutionen sind wesentliche Elemente, um Fairness im Sport zu gewährleisten. Es bleibt jedoch eine kontinuierliche Herausforderung, sicherzustellen, dass alle Athlet:innen, unabhängig von ihren natürlichen Voraussetzungen, die Möglichkeit haben, erfolgreich zu sein und ihr volles Potenzial zu erreichen.

5. Schlussfolgerung und Resümee

Dass Männer im Wettkampfsport nicht direkt gegen Frauen antreten, hat damit zu tun, dass es gewisse biologisch bedingte Leistungsunterschiede zwischen den Geschlechtern gibt. Die Thematik transsexueller Athlet:innen im Leistungssport ist ein sich ständig entwickelndes und wachsendes Forschungsfeld, das weiterhin intensiv untersucht werden muss, um ein umfassendes Verständnis zu erlangen und angemessene Richtlinien entwickeln zu können. Die geringe Anzahl an transsexuellen Elitesportler:innen macht die Forschung jedoch nicht einfacher. Angesichts des wachsenden Bewusstseins und der sich ändernden Einstellung in Bezug auf Geschlecht und Geschlechtsidentität ist es unerlässlich, dass zukünftige Forschungsbemühungen den Bedarf an einer gerechten und inklusiven Teilnahme Transgender Athlet:innen am Leistungssport adressieren.

Die Teilnahme an Sportwettkämpfen ist für trans- und intergeschlechtliche Menschen offiziell möglich und wird durch spezifische Regeln und Richtlinien determiniert. Dennoch sehen sie sich einer Vielzahl von Barrieren gegenüber, darunter soziale Stigmatisierung, das Fehlen inklusiver Umgebungen sowie Bedenken hinsichtlich biologischer Unterschiede, die sich auf die sportliche Leistung im Wettkampf auswirken können. Wie bereits thematisiert, ist der Sport stets stark geschlechtsspezifisch geprägt, was dazu führen kann, dass einige Menschen sich unwohl fühlen oder gar exkludiert werden. Die Konsequenz eines Ausschlusses von Athlet:innen aus bestimmten Bereichen – unabhängig davon, ob sie daran teilnehmen dürfen oder nicht – kann ein Gefühl der Trennung von den Mannschaftskamerad:innen und eine Abwertung ihrer Geschlechtsidentität sein. Die genannten Maßnahmen können für die Sportler:innen mit Unannehmlichkeiten verbunden sein und/oder die sportliche Leistung bei Wettkämpfen beeinträchtigen (Reynolds & Hamidian Jahromi, 2021).

Ein wichtiger Aspekt, der weiter erforscht werden muss, ist die Auswirkung hormoneller Therapie auf die sportliche Leistungsfähigkeit von transsexuellen Athlet:innen. Aktuelle Richtlinien legen fest, dass transsexuelle Athlet:innen bestimmte Hormonspiegel einhalten müssen, um in bestimmten Wettbewerben teilnehmen zu dürfen. Es besteht jedoch noch Unsicherheit darüber, wie sich diese Hormontherapien langfristig auf die Leistungsfähigkeit auswirken und ob diese tatsächlich einen vollständigen Ausgleich schaffen können. Des Weiteren bedarf es einer vertieften Untersuchung der sozialen und psychologischen Auswirkungen, die trans- und intersexuelle Athlet:innen im Leistungssport erfahren. Dies umfasst die Herausforderung im Zusammenhang mit Stigmatisierung, Diskriminierung und Identitätskonflikten sowie die Unterstützungsmechanismen, die zur Förderung ihrer Teilhabe und ihres Wohlbefindens in sportlichen Umgebungen entwickelt werden können.

5.1 Ausblick in die Zukunft

Es ist von entscheidender Bedeutung, dass zukünftige Forschungsbemühungen die Vielfalt innerhalb der transsexuellen Community berücksichtigen und die unterschiedlichen Bedürfnisse und Erfahrungen von trans- und intersexuellen Athlet:innen mit verschiedenen Geschlechtsidentitäten, kulturellen Hintergründen und körperlichen Merkmalen untersuchen. Die Zukunft der Teilnahme transsexueller Athlet:innen im Leistungssport steht vor zahlreichen Herausforderungen, jedoch auch Chancen für Fortschritt und positive Veränderungen. Durch eine kontinuierliche interdisziplinäre Zusammenarbeit zwischen Wissenschaftler:innen, Sportverbänden, Aktivist:innen und den Sportler:innen selbst, können neue Erkenntnisse gewonnen und geeignete Maßnahmen entwickelt werden, um eine inklusive und gerechte sportliche Umgebung für alle zu schaffen.

Es ist erforderlich, dass transsexuelle, intersexuelle sowie weitere Athletinnen und Athleten, die sich nicht dem binären Geschlechtssystem untergeordnet fühlen, dieselben Möglichkeiten erhalten, Erfolge zu feiern wie Athletinnen und Athleten, die sich dem binären Geschlechtssystem zuordnen lassen. Die Entwicklung möglicher zukünftiger Lösungsansätze ist mit einer Reihe von Herausforderungen verbunden, insbesondere im Hinblick auf die Regulierung eines Gleichgewichts zwischen Fairness, Inklusion und Sicherheit für alle Athlet:innen. Die bisherigen Richtlinien zur Regulierung des hormonellen Aspekts bei transgender Athlet:innen erweisen sich als unzureichend. Die Anpassung ist von hormonellen Werten und Relationen abhängig, insbesondere von der Quantifizierung von Testosteron und der individuellen Sensibilität sowie von Geschlechtschromosomen in Bezug auf die sportliche Leistungsfähigkeit. Ebenso ist der Umfang des Muskelgedächtnisses nach einer hohen Belastung mit Testosteron von Relevanz.

Vorfahren, genetische Disposition und Psyche nehmen bei dem Adaptionsprozess eine überaus wichtige Rolle ein, sodass generalisierte Lösungsstrategien bei einer solchen subjektiven und individuellen Thematik nicht zielführend sein können.

Wie bereits dargelegt, ist der Sport eines der wenigen Funktionssysteme, bei dem weiterhin eine strikte binäre Geschlechtersegregation besteht. Die Kategorie „Geschlecht" sollte im Kontext des Sports weiter gefasst werden, als dies aktuell der Fall ist. Dies könnte beispielsweise damit beginnen, dass eine weitere Geschlechterkategorie eingeführt wird, die eine größere Diversität aufweist. Da die individuellen Unterschiede diverser Menschen jedoch beträchtlich sein können, wäre es ratsam, die verschiedensten Unterkategorien noch weiter zu differenzieren. Ein Beispiel für die Umsetzung dieser Überlegungen könnten die Regelungen der Paralympics liefern. In diesem Kontext lassen sich konkrete und feine Unterscheidungen diverser Behinderungen feststellen. Hierbei ist klarzustellen, dass Transsein und Intergeschlechtlichkeit nicht mit einer Behinderung gleichzustellen ist, die Ansätze der Umsetzung im Behindertensport jedoch sehr fortschrittlich, innovativ und wegweisend für die Zukunft von trans- und intergeschlechtlichem Sport sein können. Die verschiedenen Kategoriespektren könnten dann beispielsweise anhand des Hormonspiegels oder anderer Klassifizierungen dargestellt werden.

Ein Argument gegen die Erweiterung der Geschlechterkategorie könnte darin bestehen, dass dadurch eine Separation und Exklusion von trans- und intergeschlechtlichen Menschen von den „offiziellen" Spielen stattfindet. Unter Berücksichtigung des aktuellen Wissens- und Forschungsstands erscheint dieses Vorgehen jedoch zunächst als die fairste und sicherste Lösung. Es bedarf neuer, starker und innovativer wissenschaftlicher Befunde, um der Thematik endlich die nötige Klarheit zu bringen und neue sportartspezifische Richtlinien zu entwickeln. Dafür ist jedoch zunächst ein prinzipielles Umdenken der Gesellschaft erforderlich, welches das binäre Geschlechterdenken und dessen Stigmatisierung überwindet und zu einer liberaleren und individuelleren Gesellschaft führt, die sich auf die Leistung und Fähigkeiten des Individuums konzentriert. Solange diese Denkweise vorherrscht, bleibt der Sport ein Spiegelbild dieser veralteten Einstellung. Trans- und Intersexualität werden somit als Phänomen betrachtet, das durch Kompromisse im Sport inkludiert werden soll. Die Sichtbarmachung dieser Minderheit durch angepasste Regeln und Richtlinien des IOC und anderer Weltsportverbände stellt einen ersten Schritt in die richtige Richtung dar. Die Etablierung eines neuen, zeitgemäßen Konzepts des Sports, welches sich durch Offenheit auszeichnet und die Individualität und Vielfalt seiner Mitglieder berücksichtigt, stellt einen wichtigen Schritt dar. Wie bereits dargelegt, stellt der Sport ein wichtiges Bindeglied und einen Katalysator für Sozialisations-, Integrations-, Bildungs- und Erziehungsprozesse dar. Die Partizipation trans- und intersexueller Menschen im Sport sowie ein offenerer, toleranterer und akzeptierterer Umgang mit ihnen und mit anderen Lebenskonzepten und Identitäten können zu einer Veränderung im gesellschaftlichen Denken führen.

Jeder Vorteil eines Menschen muss in der Einzigartigkeit seiner Individualität gesehen werden. Daran gilt es, Maßnahmen und Richtlinien zu finden, die dieser Tatsache gerecht werden.

6. Literaturverzeichnis

Ahmetov, I. I., & Fedotovskaya, O. N. (2015). Current Progress in Sports Genomics. *Advances in Clinical Chemistry, 70*, 247–314. https://doi.org/10.1016/bs.acc.2015.03.003

Alftermann Dorothee. (1996). *Geschlechterrollen und geschlechtstypisches Verhalten.* Kohlhammer.

Bassett, D. R., & Howley, E. T. (2000). Limiting factors for maximum oxygen uptake and determinants of endurance performance. *Medicine and Science in Sports and Exercise, 32*(1), 70–84. https://doi.org/10.1097/00005768-200001000-00012

Gieß-Stüber, P., Fedorchenko, A., & Fink, N. (2023). Geschlechtlicher Vielfalt im Sport gerecht werden. In P. Gieß-Stüber & B. Tausch (Hrsg.), *Gesellschaftlicher Zusammenhalt im und durch Sport: Bildung für Vielfalt und Nachhaltige Entwicklung* (S. 149–176). Springer Fachmedien. https://doi.org/10.1007/978-3-658-40369-0_8

Güldenring, A. (2009). Phasenspezifische Konfliktthemen eines transsexuellen Entwicklungsweges. *PiD - Psychotherapie im Dialog, 10*(01), 25–31. https://doi.org/10.1055/s-0028-1090188

Hamilton, B., Brown, A., Montagner-Moraes, S., Comeras-Chueca, C., Bush, P. G., Guppy, F. M., & Pitsiladis, Y. P. (2024). Strength, power and aerobic capacity of transgender athletes: A cross-sectional study. *British Journal of Sports Medicine.* https://doi.org/10.1136/bjsports-2023-108029

Heckemeyer, K. (2018). Leistungsklassen und Geschlechtertests: Die heteronormative Logik des Sports. In *Leistungsklassen und Geschlechtertests.* transcript Verlag. https://doi.org/10.1515/9783839442166

Hembree, W. C., Cohen-Kettenis, P. T., Gooren, L., Hannema, S. E., Meyer, W. J., Murad, M. H., Rosenthal, S. M., Safer, J. D., Tangpricha, V., & T'Sjoen, G. G. (2017). Endocrine Treatment of Gender-Dysphoric/Gender-Incongruent Persons: An Endocrine Society Clinical Practice Guideline. *The Journal of Clinical Endocrinology and Metabolism, 102*(11), 3869–3903. https://doi.org/10.1210/jc.2017-01658

Hilton, E. N., & Lundberg, T. R. (2021). Transgender Women in the Female Category of Sport: Perspectives on Testosterone Suppression and Performance Advantage. *Sports Medicine, 51*(2), 199–214. https://doi.org/10.1007/s40279-020-01389-3

Hottenrott, K. (2015). Die sportliche Frau: Leistungsphysiologische Unterschiede zum Mann ; Relevanz für die ärztliche Beratung. *Gynäkologie, 3*, S. 6-10.

Joanna Harper. (2015). Race Times for Transgender Athletes. *Common Ground Research Networks, Journal of Sporting Cultures and Identities*(6), 9. https://doi.org/10.18848/2381-6678/CGP/v06i01/54079

Knox, T., Anderson, L. C., & Heather, A. (2019). Transwomen in elite sport: Scientific and ethical considerations. *Journal of Medical Ethics, 45*(6), 395–403. https://doi.org/10.1136/medethics-2018-105208

Menvielle, E. (2012). A comprehensive program for children with gender variant behaviors and gender identity disorders. *Journal of Homosexuality, 59*(3), 357–368. https://doi.org/10.1080/00918369.2012.653305

Menzel, T., Braumüller, B., & Hartmann-Tews, I. (2019). The relevance of sexual orientation and gender identity in sport in Europe: Findings from the Outsport survey. *The relevance of sexual orientation and gender identity in sport in Europe*, 1–39.

Munro, B. (2010). Caster Semenya: Gods and Monsters. *Safundi, 11*(4), 383–396. https://doi.org/10.1080/17533171.2010.511782

Nieder, T. O., Briken, P., & Richter-Appelt, H. (2014). Transgender, Transsexualität und Geschlechtsdysphorie: Aktuelle Entwicklungen in Diagnostik und Therapie. *PPmP - Psychotherapie · Psychosomatik · Medizinische Psychologie, 64*(6), 232–245. https://doi.org/10.1055/s-0033-1336970

Oppelt Patricia G. & Dörr Helmuth-Günther. (2014). *Kinder- und Jugendgynäkologie*. Thieme Verlag.

Pigozzi, F., Bigard, X., Steinacker, J., Wolfarth, B., Badtieva, V., Schneider, C., Swart, J., Bilzon, J. L. J., Constantinou, D., Dohi, M., Luigi, L. D., Fossati, C., Bachl, N., Li, G., Papadopoulou, T., Casasco, M., Rensburg, D. C. (Christa) J. van, Kaux, J.-F., Rozenstoka, S., ... Pitsiladis, Y. P. (2022). Joint position statement of the International Federation of Sports Medicine (FIMS) and European Federation of Sports Medicine Associations (EFSMA) on the IOC framework on fairness, inclusion and non-discrimination based on gender identity and sex variations. *BMJ Open Sport & Exercise Medicine, 8*(1), e001273. https://doi.org/10.1136/bmjsem-2021-001273

Rawls, J. (1971). *A Theory of Justice: Original Edition*. Harvard University Press. https://doi.org/10.2307/j.ctvjf9z6v

Reynolds, A., & Hamidian Jahromi, A. (2021). Transgender Athletes in Sports Competitions: How Policy Measures Can Be More Inclusive and Fairer to All. *Frontiers in Sports and Active Living, 3*, 704178. https://doi.org/10.3389/fspor.2021.704178

Richter-Appelt, H., Schimmelmann, B., & Tiefensee, J. (2013). Intersexualität nicht Transsexualität. *Bundesgesundhbl–Gesundheitsforsch–Gesundheitsschutz, 56*, 240–249.

Richter-Unruh, A. (2021). Transgenderproblematik im Leistungssport. *Gynäkologische Endokrinologie, 19*(3), 185–189. https://doi.org/10.1007/s10304-021-00398-3

Schilt, K., & Westbrook, L. (2009). Doing Gender, Doing Heteronormativity: "Gender Normals," Transgender People, and the Social Maintenance of Heterosexuality. *Gender & Society, 23*(4), 440–464. https://doi.org/10.1177/0891243209340034

Turban, J. L., & Ehrensaft, D. (2018). Research Review: Gender identity in youth: treatment paradigms and controversies. *Journal of Child Psychology and Psychiatry, and Allied Disciplines, 59*(12), 1228–1243. https://doi.org/10.1111/jcpp.12833

Weineck, J. (1986). *Sportbiologie*. Perimed Verl.

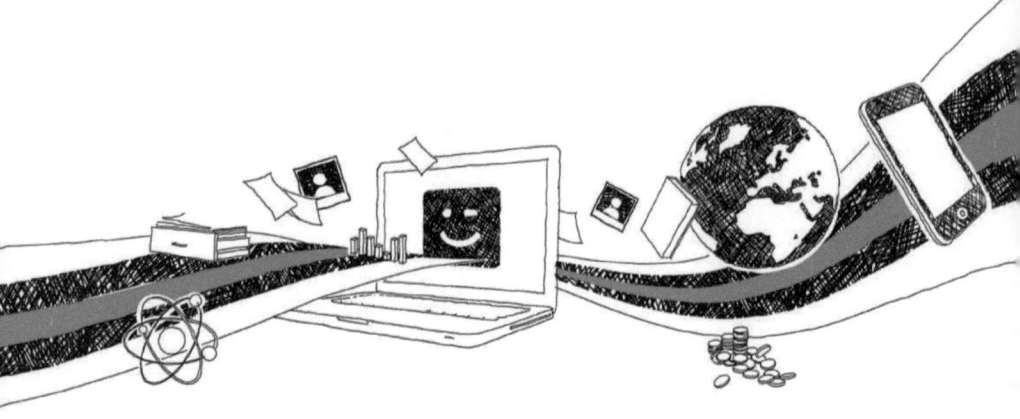
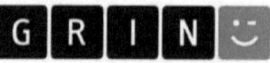